AF596419

RÊVES
D'UN FIÉVREUX.

AMPHIGOURI, PAR UN STÉPHANOIS.

Risum teneatis, Amici. (Hor.)

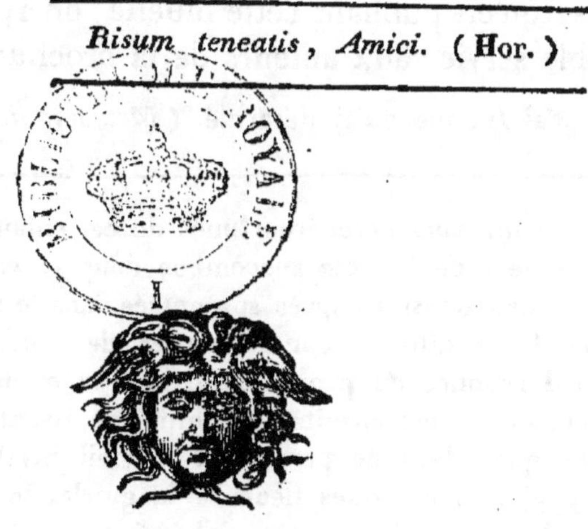

A St-ÉTIENNE,

CHEZ LES MARCHANDS DE NOUVEAUTÉS.

1821.

AVIS.

Le courroux de quelques personnes qui avoient de justes raisons de se croire attaquées, dans une brochure nouvelle, s'étant subitement éteint à la lecture du manuscrit *des Rêves d'un Fiévreux*, on a pensé qu'en publiant cette bluette, on rendroit un véritable service aux auteurs de la brochure (*).

J'ai ri, me voilà désarmé. (*Métromanie.*)

(*) Comme les trois Pères infortunés de cet enfant chéri ont eu la douleur de le voir succomber dans le calme le plus parfait, peu d'instans après son entrée dans le monde, malgré tous leurs efforts pour le sauver de l'oubli, on avait d'abord renoncé au projet de livrer ce manuscrit à l'impression; on s'y est ensuite déterminé en lisant l'oraison funèbre que vient de prononcer le vieil invalide; il a bien fallu ajouter quelques fleurs à la guirlande qu'il a déposée sur la tombe de cet être éphémère.

Quis desiderio sit pudor aut modus
Tam cari capitis?

(Note de l'éditeur.)

AU LECTEUR BÉNÉVOLE.

Ami lecteur, je réclame ton indulgence pour cet Opuscule écrit sans art et sans prétention, *et qui* ne vaudrait pas la peine d'être imprimé; *car moi, stupide Stéphanois, je l'ai fait en remplissant une des plus importantes* fonctions *de mon être : je veux dire en mangeant ma soupe du matin.* Un travail de ce genre doit être considéré comme une véritable *caricature*, presque toujours faible de dessin, mais au moins forte de vérité. Il n'est pas ici question de gloire d'auteur; il s'agit seulement *de t'amuser un instant, si je puis :* Habitués à nous voir *dans les divers lieux de réunion de cette cité*, et à faire échange de nos paroles, *je n'oserais* répondre *que tu sois aujourd'hui aussi content de ce burlesque récit, que tu l'es ordinairement de ma conversation; mais tu peux être sûr qu'il n'est que* l'explication des faits OBSERVÉS, *et de l'impression généralement produite par* LA VÉRITÉ. Ma critique est un peu sévère, mais elle est juste et sans prévention; un caractère franc, *et qui connaît les convenances*, ne caresse jamais ce qu'il ne saurait honorer. *Bref, pour lire avec fruit cet amphigouri, je t'engage, ami lecteur, à avoir toujours la* VÉRITÉ *sous les yeux ; c'est le seul moyen de l'apprécier et d'en retirer tout l'avantage possible.*

Vale, iterum, vale.

St-Etienne, ce 10 avril 1821.

RÊVES D'UN FIÉVREUX.

O MES AMIS, c'est une terrible chose que *la fièvre muqueuse* ! Lorsqu'on en est atteint, le corps est dans un bouleversement général ; toute l'économie du cerveau est dérangée ; les rêves les plus pénibles et les plus sinistres viennent assaillir votre sommeil ; on n'a de repos ni le jour ni la nuit.

Depuis que cette maladie extraordinaire et cruelle appesantit sa massue redoutable sur le pauvre Stéphanois qui vous parle, il n'est sortes de visions, toutes plus extravagantes les unes que les autres, qui n'aient troublé son imagination : les fantômes les plus hideux lui ont apparu dans les ténèbres ; tantôt un assassin lui plongeait insensiblement un poignard dans le sein, ou lui versait un poison lent dans une coupe dorée ; tantôt des voleurs, déguisés sous un costume respectable, ne lui laissoient que la vie, après l'avoir impitoyablement débarrassé de tout son argent.

Il faut l'avouer cependant ; au milieu de tant de rêves bizarres, il en est quelques-uns qui ont laissé dans mon esprit des impressions moins désagréables : si vous avez le loisir de m'entendre, je vais vous en faire le récit.... Mais, ô mes amis, vous excuserez un malade qui a le cerveau faible encore, et vous lui pardonnerez les incohérences et le peu d'ordre qui régnera dans son discours ; on pardonne tout à un fiévreux convalescent, surtout lorsqu'il raconte des songes ; car un songe ne peut être une *vérité*, pas même en fait de *fièvre muqueuse*.

J'ai rêvé une fois que mon médecin, (qui n'est ni vieux, ni jeune, et dans les talens duquel j'ai la plus grande confiance, quoiqu'il ne cherche pas à faire étalage de son savoir), craignant, d'après un violent accès de fièvre que je venais d'éprouver, que ma maladie ne prît un caractère alarmant, avoit jugé convenable *d'éclairer son esprit des conseils* de quelques confrères : il avoit donc été arrêté entre lui et mes parens que l'on convoquerait, sans perdre de temps, une assemblée de médecins ; je ne sais comment cela se fit, mais en un clin d'œil la chambre voisine de la mienne
5 et 6. fut encombrée de jeunes docteurs. — Messieurs, disoit l'un, *agissons toujours en conséquence ; que notre intelligence modère notre imagination ;* que *la culture* du malade dont le sort est dans nos mains, soit le digne résultat d'*un germe primitif*, comme la *culture* d'une salade est le résultat d'une graine soignée avec discernement, par un savant jardinier : vous le savez, *nous courons à grands pas vers la perfection*, quoique nous

n'*allions qu'à pas lents vers les sciences.* Pline écrivait autrefois que la grandeur et la majesté de
la nature manquent de vérité, FIDE *caret*, c'est- 1.
à-dire, échappent aux regards de celui qui, en l'étudiant, n'en embrasse que quelques parties; mais il avait oublié de dire que *la bonne foi seule fait les découvertes*, et qu'il *faut être philantrope pour les enseigner :* tout se réforme actuellement, car *c'est par les sens que nous percevons* aujourd'hui *les phénomènes* de la nature, (ce qui n'était pas autrefois); et, *en disséquant adroitement les choses avec* le bistouri de *cet heureux instinct qui constitue notre mérite réel*, nous aurons du moins *des idées concises*, si nous ne pouvons avoir de la précision dans nos idées.

Je ne le conteste pas, Messieurs, reprit un
autre docteur; mais pour être un *vrai médecin*, 8 et 9.
il faut être philosophe et avoir de l'équité. Je ne veux point *ici établir de comparaison moderne, le fasse qui voudra :* il est toujours dangereux de se livrer à ce genre de figure; car il arrive souvent, et principalement dans cette circonstance, que le public mal instruit, applique à un docte écrivain, les traits que celui-ci n'avait eu l'intention de lancer que contre des ignorans, dont le savoir et le mérite réel lui faisaient ombrage : ainsi *abordons franchement la question.*

Buvons-nous de l'*eau supérieure ?*...... Non...... 11.
Pourquoi? parce que, quand l'*eau est bourbeuse*, elle est *non potable*; c'est une vérité que personne

n'osera, je pense, me contester, si ce ne sont les chevaux qui sont très-friands d'eau trouble, suivant ce que j'ai ouï dire.

Les odeurs que Furans *laisse exhaler*, surtout dans les temps de sécheresse, sont-elles salubres ou insalubres ?..... Mon opinion est qu'elles
13. sont un *peu salubres ;* pas autant qu'on pourrait le désirer, mais assez cependant, pour chatouiller agréablement les nez de nos concitoyens.

Existe-t-il des maladies dans lesquelles le malade ne puisse uriner ?..... Je réponds que oui ; mais pour m'exprimer avec plus de précision je vous dirai que dans ces cas-là *l'urine est nulle.* Enfin, *l'enflure du cœur* est-elle une maladie, et ses suites peuvent-elles devenir funestes ? L'enflure du corps, que nous appelons hydropisie, est une maladie ; pourquoi n'en dirions-nous pas autant de l'enflure du cœur ? puisque les individus qui en sont affectés commencent par être tout bouffis ; ils s'enflent ensuite si bien qu'ils crèvent : mon sentiment est donc que c'est une maladie dont les résultats sont très-fâcheux..... comme vous le voyez. Je conclus de-là que nous seuls, sommes des médecins dignes de soutenir et d'écrire de pareilles VÉRITÉS.

Un troisième docteur, presqu'aussi jeune que les autres, entra dans la chambre où se trouvaient ses confrères, en faisant beaucoup de bruit avec ses éperons : Messieurs, leur dit-il, je n'ai pas le loisir de m'arrêter ; mon cheval est à la porte ;

je suis attendu chez dix ou douze malades, mon cabinet est plein de gens auxquels j'ai promis de rentrer chez moi dans une heure : rédigez la consultation, je m'en rapporte à vous ; je la signerai dans un autre moment, et il disparut comme une éclair......

Les autres jeunes médecins, qui n'avaient pas encore parlé, discoururent assez longuement sur
le transport du cimetière hors de la ville ; sur 13.
la bonté et la quantité suffisante des légumes 12.
qu'on cultive ici ; sur les habitans de St-Etienne ;
ils soutinrent que l'*activité était leur première* 18.
vertu.... La conversation s'engagea ensuite sur *les*
directeurs salariés des travaux publics que ces 11.
philantropes imberbes déchirèrent sans pitié, à propos de bottes, pour satisfaire uniquement quelqu'ancienne animosité : ils donnèrent des éloges à un administrateur, et par l'effet naturel de leurs inconséquences, ils décrièrent tout ce qui se faisait sous son administration.

Ils allaient continuer, lorsque mon médecin qui les avait jusques-la écouté patiemment, leur fit entrevoir qu'il était peu convenant de s'occuper de choses étrangères à l'objet pour lequel on les avait fait appeler ; qu'il s'agissait dans ce moment d'examiner avec attention la maladie dont j'étais atteint, et de déterminer les moyens curatifs que l'on pourrait employer........ Mon médecin n'avait pas encore achevé ces dernières paroles, que sans en attendre davantage, ils se levèrent tous en masse,

et se précipitèrent dans ma chambre : les uns
19. voulaient qu'on me fît *une saignée locale ;* les autres prétendaient qu'il fallait me *faire une saignée générale*, et m'ouvrir sans doute les quatre veines ; parce qu'alors, si l'on *avait le malheur de me perdre*, *je mourrais du moins avec calme ;* et tous, les mains armées de lancettes, de sangsues, et à l'envi les uns des autres, s'élancèrent vers moi. Mon respectable médecin avait beau crier, et faire tous ses efforts pour s'opposer à leurs résolutions sanguinaires, rien n'était capable de les arrêter ; je sautais hors du lit, pour m'échapper de leurs mains, lorsque je m'éveillai tout-à-coup, le corps trempé de sueur, et dans un état d'affaissement général.

Le lendemain, je rêvai que j'étais un grand homme : trois ou quatre de mes amis me proclamaient le *nec plus ultrà* de la science ; je le croyais, je le répétais à tout le monde, en phrases sonores et arrondies, on en était presque persuadé ; je l'écrivis, mon illusion disparut ; personne ne voulut me croire : on me dit, en me riant au nez, que je n'avais eu d'autre but que de discréditer mes confrères ; tout le monde me bafoua ; plusieurs personnes, d'un naturel pacifique, me menacèrent de coups de bâton que je paraissais avoir bien mérités ; enfin je m'éveillai en faisant un bond. Mon corps était dans une prostration plus complète encore que la veille ; mon médecin arriva, il me crut perdu, tant mon état était piteux !

La nuit suivante, et il y a de cela huit jours,

je fis un nouveau rêve, qui répandit l'hilarité dans mon cœur. Depuis ce moment j'ai éprouvé un mieux bien prononcé; mon médecin ne désespère plus de mon salut, du salut de mon corps s'entend; il m'a même fait espérer que je pourrais m'occuper bientôt du salut de mon ame, et assister aux doctes conférences de l'abbé Barricand. Mon médecin a bien lu Cabanis, il a même rédigé et fait imprimer une Thèse (*); il ne pense pas cependant que je sois tout matière, il croit que j'ai un esprit : je ne suis ni athée, ni matérialiste, ni fataliste, ni même déiste; mais je suis foible et j'ai l'esprit prompt....

Or donc, je vous dirai que j'étais sur la grande place de St-Etienne; la fonte des neiges avait considérablement grossi le Furans : *ses eaux* étaient *troubles*, elles ressemblaient à du chocolat auquel on aurait mêlé du lait; j'aperçus un ânier qui conduisoit à l'abreuvoir deux superbes coursiers d'Arcadie; l'ânier faillit être victime de ces deux animaux, qui refusaient d'avaler un chocolat, qui, à franchement parler, n'étoit pas d'aussi bonne qualité que celui qu'ils ont coutume de prendre tous les matins, il reçut quelques ruades; la foule s'assembla, je m'approchai de plus près : l'ânier parut satisfait de l'empresssment qu'on avait mis à voler à son secours; il ne lui restait plus que quelques inquiétudes sur une ânesse qui n'avait

(*) Voir une Thèse, publiée le 3 décembre 1816. (*Note de l'éditeur.*)

pas voulu le suivre, et qui s'était mise à galopper vers son écurie, en voyant la couleur des eaux, et craignant sans doute aussi d'attraper quelques coups dans cette bagarre.

O mes amis ! quel fut mon étonnement, de reconnaître dans cet ânier, un de mes anciens camarades de classes ! je vous fais grâce de tous les témoignages d'amitié que nous nous donnâmes réciproquement ; je lui demandai par quelle fatalité il se trouvait réduit à cet état fâcheux : « Il serait trop long, me répondit-il, de te raconter toutes mes aventures ; je suis joli garçon, tu le vois ; le babil ne me manque pas, tes oreilles le savent ; et dans cette occasion je puis paraître ce que je ne suis pas ; on juge le plus souvent l'arbre à l'écorce, ainsi va le monde ; mais il suffit de te dire pour le moment que je suis ânier par mon choix ; un long manuscrit que je te communiquerai, t'apprendra les plus petits détails de ma vie. Ne t'étonne pas de la bassesse de la profession que j'ai embrassée, Apollon gardait les vaches chez Admète ; bref, tu vois ces deux ânes, le plus grand se nomme Taboury ; rien n'égale
7. l'agilité *de ses pas errans sans but :* lorsque je n'ai rien à faire, je ne puis le retenir dans l'écurie ; il veut toujours être en course, et faire des *excursions mensongères*, pour avoir l'air très-occupé, et me faire *vendre* conséquemment mon fumier *au poids de l'or.* Si ses oreilles n'étaient pas si grandes, il serait digne de *respirer l'encens qu'on brûlait autrefois pour le mérite et pour la vertu.* »

» *Héros, demi-dieux de l'antiquité*, vous qui
fûtes bœufs, chiens, ânes ou chevaux, que di-
riez-vous aujourd'hui, dans *ce siècle de lumière*
et de civilisation? autrefois, on vous élevait
des autels, on perpétuait, par des statues,
par des monumens, le souvenir de la reconnois-
sance. O nature, toi qui enfantas la raison et 7.
la vérité! eh! quoi! le soleil *portera dans les*
nues, les œufs des grenouilles, qu'il ne rapproche
de lui que pour les faire éclore plutôt, et ces
germes impurs retomberont en crapauds sur nos
têtes!.... Les toits *entiers* de la ville, *seront pé-*
riodiquement décimés, par la violence des coups
de vents, *qui semblent se jouer de nos fortunes*,
pour faire celles des tuiliers!.... *L'autorité igno-*
rante sommeillera, et ne saura pas, dans ce
siècle de lumière, établir des paravens pour nous
préserver des fureurs du *matinal*, du soiral ou
traverse, du midial et du nordal, ou étendre des
couvertures, pour s'opposer aux larcins que Phébus
fait à chaque instant des œufs de grenouilles!....
Et nous, bons citoyens, nous fermerons tran-
quillement les yeux sur les manœuvres de Phébus
et des tuiliers!!! *O nature!!! jusques à quand?...*
Quousque tandem abutère patientiâ nostrâ?....
Nos autem, viri fortes, satisfacere reipublicæ
videmur, si istius furorem ac tela vitemus. »

A cet endroit du discours de mon ancien ami, je crus qu'il parlait grec ou que peut-être il était devenu fou : ô mon ami, m'écriai-je, qu'as-tu fait

de ton esprit? l'as-tu laissé sur les bancs de l'école, ou s'est-il envolé dans la lune, comme celui de Roland? — « Que parles-tu d'esprit, toi, épais
12. *Stéphanois*, *sur qui l'influence des habitudes morales*, est *de si peu d'importance*, qui *bornes toutes tes facultés* à bien dîner, à bien dormir et à *faire* les autres *fonctions* qui s'ensuivent.... Toi, à qui *les travaux intellectuels et les sensations émanées du cœur*, n'ont jamais fait perdre une once de ton embonpoint; es-tu dans le cas, matière mal organisée, de pouvoir t'élever à la sublimité de mes idées, et de comprendre mes discours? » — A ces mots je sentis bien que le sublime de mon ami n'était pas à la portée de mon intelligence, et je crus à son mérite sur sa parole; mais j'avoue que je n'aurais jamais imaginé que le sublime fut une chose si plaisante; car, quoique je ne le comprisse pas bien, il me donnait une telle envie de rire, que je me serrais les flancs pour ne pas lui éclater au nez.

» Le second âne, continua l'anier, que tu vois à côté de Taboury, se nomme Drafier : il suit les traces de l'autre à la piste; il est plus caustique, et son air est plus farouche; doué d'une intelligence moins commune, il m'est plus utile encore que le premier; aussi lui suis-je fort attaché, malgré ses ruades. »

» Un troisième Baudet, sans nom, dont j'ai fait l'acquisition depuis peu de jours, a été habilement dompté par moi, au moyen d'un collier de fer que je lui ai adapté sous la ganache ; j'espère qu'il me rendra autant de services que les autres : tu le reconnaîtras à son allure assurée, et à sa tête élevée que son collier lui fait tenir forcément droite ; il est demeuré dans l'écurie : dans quelques jours tu sauras pourquoi.... »

» J'ai encore une vieille ânesse qui n'a jamais porté ; c'est elle que tu as vue s'enfuir au moment de mon embarras : elle a parcouru avec avantage les superbes rues d'Epidaure ; à propos d'Epidaure, j'y suis allé ; cette ville ne ressemble en rien aux autres villes : ses rues, ses places ne sont pas bordées de maisons comme ailleurs ; on n'y voit que des fleurs, du thym, du romarin, des ar-
brisseaux ; en un mot, c'est un véritable *jardin*. 22.
Tout le monde jusqu'à présent s'était accordé à dire qu'il y avait un temple, mais c'est une vieille erreur. »

» Eh bien, croirais-tu que cette coquine d'ânesse essaie d'échapper à mes remontrances ! elle dit que je ne l'ai pas consultée, avant de l'acheter ; *orgueilleuse d'un passé qui n'est plus*, elle *s'alimente de souvenirs, et sa mémoire la console de la nullité du présent :* elle s'imagine être à l'abri de mon fouet ; je feins de le lui laisser croire, mais au fait et au prendre, je n'entends pas l'épargner plus qu'un autre. (*). »

(*) On ignore si les auteurs de la brochure, dans un passage à peu près semblable à celui-ci, ont eu le dessein

» Tu es mon ami, écoute : je vais t'ouvrir mon cœur : il y a d'autres âniers à St-Etienne ; le nombre en est si grand qu'il y en a presque autant que de jardiniers ; je veux faire crier par Balandreau que mes fumiers valent mieux que les leurs, et qu'on n'aura pas à se repentir de les employer. Ce n'est pas qu'ils ne fassent bien quelquefois crever les choux et les salades, mais *si*
19. *malgré tous mes soins, j'ai la douleur de voir succomber quelques-uns* de ces végétaux, ils disparaissent *du moins avec calme*, car ils n'ont plus de sucs dans leurs tiges. *D'ailleurs dans ces tristes momens*, *peu certain* du degré de force des fumiers que j'ai livrés, j'ai soin d'en dissimuler toute l'âcreté à mes acheteurs ; et puis, entre nous soit dit, un peu de terre raccommode tout, *et ma conscience est en paix.* »

---

de mortifier quelques-uns de leurs confrères, mais on déclare que le fiévreux n'a eu ici autre chose en vue que la parodie de ce passage ; et que ce serait à tort qu'on lui supposerait l'intention d'avoir voulu jeter du ridicule sur aucun des médecins de cette ville, et notamment sur l'un d'eux, qu'une longue expérience recommande à ses concitoyens.

On saisit cette occasion pour déclarer encore que le fiévreux, en racontant ses rêves, n'a entendu attaquer en rien les talens des auteurs de la brochure ; il se fait un devoir de les reconnaître ; cette plaisanterie n'a d'autre but que celui de corriger un ridicule.

Castigat ridendo. (Note de l'éditeur.)

» Laitues romaines dont les feuilles rafraîchissantes tempèrent l'ardeur de nos entrailles ; asperges succulentes, qui faites les délices de nos gosiers; petits pois verts, si recherchés par les gourmands; brillantes fleurs, ornement de nos parterres ; vous enfin, qui que vous soyez, plantes de toutes espèces, que mes fumiers ont servi à faire croître, approchez un moment ; dites..... Vous ai-je jamais trompées sciemment ? Je vous atteste, vous dont l'existence *fut chaque jour compromise par des empiriques que l'autorité devroit surveiller davantage*, vous qui avez été *traitées avec des moyens opposés par deux classes d'empoisonneurs*, non pas *légitimes*, mais *légals*, (c'est le mot propre) dites, *laquelle des deux méthodes a produit le résultat* le moins destructeur... Vous vous taisez : ah ! je comprends votre silence : vous n'existez plus, et ne pouvez me répondre. Eh bien ! *voilà*
toute ma pensée ! je ne prétends pas briser en- 8 et 21
tièrement le sceptre honteux de l'imposture, un plus noble devoir me dirige, je veux sauver des victimes, et mon travail alors sera bien payé. Amicus Plato, sed magis amica moneta. »

» Ce que je t'avance-là *n'est point une vaine* 18.
hypothèse ; c'est un fait basé sur l'expérience pratique et sur la dissection des cadavres de ces végétaux, que j'ai faite dans les jardins. *Eclairé par la destruction* de ces plantes, et *par les examens réitérés d'anatomie pathologico-végétale*, j'amalgame mes fumiers de telle manière,

que la conséquence immédiate de ma théorie, a sanctionné mes espérances du plus heureux succès. »

» J'ai cependant trouvé de nombreux obstacles;
21. *les administrateurs* du grand Jardin m'ont empêché de mettre dans mes fumiers, les animaux crevés que la police fait jeter à la voirie. J'avais enlevé une de ces merluches, attaquées de putridité, qu'on nous a défendu de manger, et ne voilà-t-il pas qu'ils ont dressé contre moi *un procès-verbal, pour avoir ainsi porté atteinte à la liberté individuelle* d'une merluche pourrie ? »

» *Admirable respect pour ce qui n'est plus! vieux préjugés défenseurs de la paix des* voiries! *conservez-vous toujours sans tache au milieu* des cloaques de boue, toujours prêts à nous engloutir, ou du moins à nous crotter, lorsque nous sommes assez imprudens pour nous promener sans lanterne, pendant la nuit, dans les rues de la ville (*): *la civi-*

---

10. (*) *Pour te donner une idée plus exacte de la* plus ou moins grande quantité de boue des rues et places de cette ville, *j'ai cru convenable*, dans un ouvrage dont je dois accoucher bientôt, *de présenter le tableau synoptique des observations* qui ont été faites à cet égard; *il suffira de jeter un coup-d'œil sur ce tableau, pour avoir des données positives*, sur l'état de propreté ou de saleté des rues, places, carrefours et culs de sac, à chaque heure du jour, à chaque jour de la semaine, à chaque semaine du mois, à chaque mois de l'année, pendant *le froid* et pendant *la chaleur*. Dorénavant, je veux toutes les années

lisation véritable est toute entière dans l'imitation passive des habitudes de nos bons Gagas! jadis nos souliers étaient propres; nous n'avions que trois ou quatre décrotteurs, et aujourd'hui ils seraient tout aussi bien nettoyés, si nous n'avions pas autant de *ces*
artistes sur l'incapacité desquels doit retomber 24.
tout le poids de nos mépris... que de barbouillons!... Qu'en dites-vous, monsieur Coutume-tache?.... »

— Ce que j'en dis?... Je n'en dis pas tout ce que j'en pense; mais je sais bien que dans ce *siècle de lumière*, on voit régner, et sur-tout parmi les jeunes gens, l'amour-propre, l'envie, la vanité, et cet orgueil présomptueux qui fait qu'on méprise tout le monde, et que plus d'un jeune homme se
croit *seul vraiment éclairé.* (Tel est *le vrai* 22.
langage *d'un président.*)

» Je suis jeune, je le sais, sortant tout frais moulu des étables de la campagne, où j'ai fait un court apprentissage de l'art de distribuer les bouses et les crottes, où je conduisais les bœufs tout aussi bien qu'un autre; mais quoi, parce que je suis jeune, on me méprisera!!! Non, il n'en sera point ainsi: *la haine et l'envie peuvent me faire traiter*

---

dresser une semblable synopsie; et les comparaisons successives, *que je ferai des diverses époques*, seront plus utiles que tu ne penses à la sécurité des marcheurs.

Nous avons cru pouvoir prendre sur nous de rejeter dans une note, ce passage qui nous a semblé une espèce de hors-d'œuvre, sur-tout au milieu d'un discours dont il interrompait le fil.

(*Note de l'Imprimeur.*)

dédaigneusement de jeune ânier, mais *je brave*
ces détracteurs invalides ; ils ont beau avoir
depuis long-tems, conformément à la loi, une
médaille et un livret pour exercer librement leur
métier, ils n'en sont pas moins *des charlantans*
titrés, qui ne savent que profaner *les jardins ;*
oui, *les jardins*. Et pourquoi ?.... parce que *tou-*
7. *jours au centre du cercle étroit* des places et
des rues, *on ne leur voit emporter chaque jour*
que des cendres et de la boue seulement... Pourquoi ?...
parce que la bassesse qui leur est propre, les
met au niveau des fumiers qu'ils entassent sans
discernement. »

» Je veux te citer un fait. Un jardinier avait
un beau camellia, qu'un amateur l'avait chargé de
conserver dans sa serre, pendant l'hiver : ces
coquins d'âniers n'ont-ils pas mêlé de la chaux au
15. fumier qu'ils lui ont vendu ; ce fumier a *corrodé*
les racines du camellia à un tel point que, bien
que, grâce à dame nature, ce bel arbrisseau se
soit sauvé *malgré ce traitement incendiaire* et
conséquemment *peu rationnel*, il a cependant les
feuilles et les tiges *pâles et languissantes*, depuis
11. *des mois entiers*. Le jardinier, *triste victime*
d'une confiance aveugle, est obligé aujourd'hui
d'insinuer dans les fibres de ses racines, au moyen
d'une seringue, des délayans *anodins pour faire*
revenir la fraîcheur du camellia, *évacuer* l'âcreté
de la chaux, *et particulièrement pour multiplier*
ses soins et doubler la reconnaissance de l'ama-

teur...... O Romains !...... O Quintus !...... O Boërhaave !... Qu'eût pensé votre grande ame, si, pour votre malheur, rappelés à la vie, vous eussiez vu, etc. etc. !..... »

» Je te confesserai cependant que le camellia est superbe dans le moment où je te parle ; il a entièrement repris sa verdure ; mais il faut bien dire quelque chose quand on vous détracte avec mépris, en disant que vous n'êtes que des enfans ; une ame bien née peut-elle souffrir patiemment une semblable insulte ?... Non, non, dis-je, non : il faut du bruit, du bruit, du bruit.... Aussi mon intention est-elle d'acheter une grosse cloche à Balandreau ; je veux qu'il étourdisse tout le monde. »

» Je suis jeune !.... O insulte grave !

Apollon, toi qui savais diriger avec adresse les 25.
chevaux de ton char, dans les champs de l'Elide, et vis *jadis ton front glorieux*, *plusieurs fois décorés des palmes olympiques*, réponds-moi, étais-tu jeune alors ou vieux ? Tu étais jeune..... tes blonds *cheveux n'étaient point encore blanchis par les ans.*

Persée, *digne héritier du cœur* de Danaé, ta mère, *et des mains de* Jupiter *ton père*, lorsque tu enjambas Pégase, et grimpas sur les épaules d'Atlas, prouesse *regardée jusqu'alors comme impraticable*, étais-tu jeune ou vieux ? Tu étais jeune, *tu sortais de l'adolescence.*

Rhésus, qui *tenais* dans tes mains, non pas *le sceptre*, mais le sort des Grecs, quand tu vins au secours de Troie avec tes illustres chevaux, étais-tu jeune ou vieux ? Tu étais jeune, *tu appartenais à peine à l'âge mur.*

Et toi, impétueux, bouillant Achille, toi qui fus un phénomène dans l'art de conduire tes chevaux au combat, toi qui emportas les regrets des guerriers les plus fameux de ton tems et des siècles à venir, sors un instant de ta tombe; que dis-je, descends des cieux où tu reçus *un brevet d'immortalité*, et réponds-moi ? étais-tu jeune ou vieux ? Tu étais jeune, *tu mourus en achevant ton sixième lustre*; si tu ne le savais pas, je te l'apprends. *Voilà les fautes d'une jeunesse* à laquelle j'ose me comparer, bien que je ne sois que petit conducteur de bourriques. »

» Vieux et invalides âniers, et vous, jeunes âniers, qui suivez leurs traces surannées, *jouissez*
25. *en paix des petits triomphes de votre amour-propre*, *et des prejugés* de jardiniers *ignorans qui payent pour être trompés*, *c'est la commune loi..... Mais vos succès peuvent-ils être solides*
6. et durables ?... *Une autre gloire m'attend*; vous *n'êtes tous que des êtres ineptes*, *qui n'avez pas le loisir de penser*, *de faire autre chose que des gestes et dire de grands mots vides de sens pour vous*, *pour le vulgaire*, et, *à plus forte raison*, *pour les gens instruits.....* comme moi : *petits esprits de détail*, *occupés sans cesse de petits objets*, *vous n'enfanterez jamais que des idées petites*; en vain, *alchimistes modernes*, *vous*

pensez avoir trouvé la pierre philosophale, *et savoir convertir* en fumier les feuilles des arbres et la balle d'avoine ?... vous n'êtes tous que des ignorans, moi seul je sais mon métier ; vous ne débitez vos engrais qu'à moitié prix de leur valeur... Vous en vendez beaucoup, à la vérité, et moi, j'en vends peu : mais que m'importe ? le peu que je vends, je le vends cher. *Pauca*, *sed bona.*
L'école moderne, *éclairée par les vrais calculs* 6.
des barêmes nouveaux, *court à grands pas vers la perfection ;* chacun dans ce bas monde, cherche
à se procurer le plus d'argent possible : *Auri* 24
sacra fames !.....

» *Au reste*, *à cet égard*, je sais conduire mes ânes mieux qu'un autre, et vendre mon fumier plus cher : cela me suffit. Je me propose de publier sur les engrais un ouvrage auquel je travaille depuis six *mois entiers.* J'ai déjà fait mes preuves, je continuerai ; et que le vulgaire ne se mêle pas de me juger : *je le déclare incompétent ; qu'il soit injuste tant qu'il lui plaira*, *JE PRENDS MON ESTIME PROPRE POUR LA BALANCE DE MES ACTIONS :* mon estime me suffit. Je méprise tous mes détracteurs ; leurs sarcasmes impuissans ne peuvent m'atteindre, et malgré leurs invectives, *la certitude de leur faire du bien sera toujours pour moi dans tous les tems la plus douce des récompenses.* »

» Le Nil a vû sur ses rivages,
Les noirs habitans des déserts

Insulter par leurs cris sauvages
L'astre éclatant de l'univers.
Cris impuissans, fureurs bizarres!
Tandis que ces monstres barbares
Poussaient d'insolentes clameurs,
Le Dieu, poursuivant sa carrière,
Versait des torrens de lumière
Sur ces obscurs blasphémateurs. »

A ces mots, il me fut impossible de comprimer plus long-tems les élans de ma rate ; je partis d'un grand éclat de rire qui m'éveilla, à l'instant même où mon médecin entrait dans ma chambre ; je lui racontai mon rêve qui le fit beaucoup rire lui-même ; il me tâta le pouls, et m'annonça, d'après ses pulsations, que ma maladie touchait à sa fin.

HONNI SOIT QUI MAL Y PENSE.

A LYON, de l'Imprimerie de J. M. BARRET.

www.ingramcontent.com/pod-product-compliance
Lightning Source LLC
LaVergne TN
LVHW052025160826
845678LV00003B/1218

* 9 7 8 2 3 2 9 6 4 2 9 8 7 *